Najla BAHLOUL
Mariem AYADI

Pneumonia lipídica exógena

Najla BAHLOUL
Mariem AYADI

Pneumonia lipídica exógena

ScienciaScripts

Imprint

Any brand names and product names mentioned in this book are subject to trademark, brand or patent protection and are trademarks or registered trademarks of their respective holders. The use of brand names, product names, common names, trade names, product descriptions etc. even without a particular marking in this work is in no way to be construed to mean that such names may be regarded as unrestricted in respect of trademark and brand protection legislation and could thus be used by anyone.

Cover image: www.ingimage.com

This book is a translation from the original published under ISBN 978-620-6-71835-2.

Publisher:
Sciencia Scripts
is a trademark of
Dodo Books Indian Ocean Ltd. and OmniScriptum S.R.L publishing group

120 High Road, East Finchley, London, N2 9ED, United Kingdom
Str. Armeneasca 28/1, office 1, Chisinau MD-2012, Republic of Moldova, Europe
Printed at: see last page
ISBN: 978-620-7-95504-6

Introdução

A pneumonia lipídica é uma doença rara que resulta de uma acumulação de lípidos nos alvéolos dos pulmões. Estes compostos gordos podem ser de origem animal, vegetal ou mineral (1, 2).

A pneumonia lipídica pode ser endógena (causada por lípidos no tecido pulmonar metabolizados por processos obstrutivos ou inflamatórios) ou exógena (causada por inalação ou aspiração de substâncias oleosas).

A pneumonia lipídica exógena (PEL) pode ser aguda ou crónica (3). A PEL aguda ocorre quando é aspirada uma grande quantidade de substância lipídica, ao passo que a pneumonia lipídica exógena crónica ocorre após episódios repetidos de aspiração ou inalação de lípidos durante um período prolongado (3).

Pode ser subdiagnosticada por ser confundida com outras doenças, como pneumonia bacteriana, tumor pulmonar, tuberculose ou pneumonia organizada, dada a sua apresentação inespecífica e a ausência de exposição (4).

As lesões radiológicas da pneumonia lipídica exógena não são específicas e variam de doente para doente e de aguda para crónica (5).

O diagnóstico baseia-se em dados anatomopatológicos. No entanto, pode ser confirmado sem recurso a procedimentos invasivos através de um bom conhecimento das causas e manifestações desta doença, quando a história, a exposição, os achados clínicos, radiológicos e citológicos são concordantes.

Atualmente, não existem recomendações específicas para o tratamento desta doença.

No entanto, é essencial parar a exposição às substâncias oleosas envolvidas. A terapia com corticosteróides pode ser útil, dependendo da gravidade da pneumonia.

Os casos ligeiros evoluem favoravelmente em poucas semanas, enquanto os casos mais graves podem progredir para fibrose pulmonar e sintomas respiratórios persistentes (6).

Etiopatogenia

1. Etiopatogenia

1.1. Idade

A idade média dos doentes varia entre 45 e 68,5 anos (Tabela I).

Mesa II dade média dos doentes com LED

Série	Anos	Número de casos	Idade média
Acharya et al (7)	2021	3	52 anos de idade
Aliaga et al (8)	2017	3	68 anos de idade
Gondouin et al (9)	1996	44	62 anos de idade
Han et al (10)	2016	3	45 anos de idade
Osman et al (11)	2018	4	68,5 anos de idade
Samhouri et al (12)	2021	34	71 anos de idade

1.2. Género

Os dados da literatura são divergentes. Alguns autores sugerem uma predominância masculina. Outras publicações tendem a favorecer a predominância feminina (Quadro II).

Tabela II Repartição por género

Série	Anos	Número de casos	Homens	Mulher
Acharya et al (7)	2021	3	2	1
Aliaga et al (8)	2017	3	2	1
Gondouin et al (9)	1996	44	20	24
Han et al (10)	2016	3	0	3
Osman et al (11)	2018	4	2	2
Samhouri et al (12)	2021	34	15	18

1.3. Fisiopatologia

O primum movens é a presença de uma substância oleosa aspirada ou inalada nos alvéolos pulmonares, que será fagocitada pelos macrófagos (13).

Após a sua morte, os macrófagos libertam o óleo, conduzindo a uma reação inflamatória granulomatosa de células gigantes e a fibrose (13).

Estudo clínico

2. Estudo clínico

2.1. Circunstâncias da descoberta

2.1.1. Descoberta acidental

A pneumonia lipídica pode ser descoberta por acaso durante uma radiografia do tórax efectuada no âmbito de um controlo pré-operatório (14) (Quadro III).

Os doentes são frequentemente assintomáticos apesar de imagens radiológicas extensas descobertas incidentalmente em radiografias de tórax de rotina (5).

Tabela III Casos de pneumonia lipídica exógena incidental

Série	Ano	Género	Conceção
M. Doubková et al (14)	2013	Mulher	Avaliação pré-operatória
Nakashima S et al (15)	2015	Homens	Controlos de rotina
Ohwada et al (16)	2002	Homens	Controlos de rotina

2.1.2. Formas sintomáticas (Quadro IV)

Os sintomas típicos da ELP aguda incluem tosse, dispneia e febre.

A ELP crónica pode ser acompanhada de tosse e dispneia. A febre, a perda de peso e a dor torácica são menos frequentes. A expetoração e a dor torácica não são raras. A hemoptise é excecional (3).

Tabela IV Sinais funcionais na ELP

Série	Acharya et al (7)	Gondouin et al (9)	Han et al (10)
Dispneia	100%	50%	100%
Tosse	100%	64%	100%
Escarro	100%	28%	100%
Hemoptise	0%	13%	0%
Dor no peito	0%	21%	100%
Febre	100%	39%	0%
Perda de peso	33,33%	34%	0%

Imagiologia torácica

3. Imagiologia torácica

3.1. Técnica de tomografia computorizada

A tomografia computorizada (TC) torácica é um exame essencial para o diagnóstico da pneumonia lipídica exógena, sendo efectuada por uma técnica de alta resolução com reconstrução em corte fino, sem injeção de meio de contraste para avaliar o parênquima pulmonar e depois com injeção de meio de contraste para avaliar as estruturas mediastínicas (2).

O exame de TC é geralmente efectuado na fase inspiratória, embora por vezes seja necessário adicionar cortes na fase expiratória para procurar aprisionamento de ar.

3.2. Aspectos escanográficos da ELP aguda

O LED agudo pode assumir a forma de áreas de consolidação ou opacidades em vidro fosco bilaterais nos lobos médios e inferiores (3).

A TC pode revelar áreas de densidade de gordura, mas estas podem ser mascaradas por um processo inflamatório simultâneo (3).

3.3. Aspectos escanográficos da LPP crónica

As lesões radiológicas são múltiplas e frequentemente associadas. Nenhum destes aspectos constitui uma caraterística radiológica específica da LED (Quadro V) (5).

A anomalia radiológica mais comum é a condensação parenquimatosa. Trata-se de uma área de sobredensidade do parênquima pulmonar, sistematizada ou não, obliterando os vasos pulmonares.

No entanto, imagens em vidro fosco são frequentemente descritas em séries. Trata-se de um aumento difuso ou focal da densidade do parênquima pulmonar, sem borrar os contornos dos vasos pulmonares, e reflecte o preenchimento parcial dos lúmens alveolares e/ou o espessamento das divisões alveolares (17).

O aspeto de pavimentação em mosaico é caracterizado por uma opacidade em vidro despolido difusa ou disseminada com espessamento intersticial interlobular e intra-lobular sobreposto na TC de alta resolução. Este aspeto, que é classicamente sugestivo de proteinose alveolar, foi descrito na LED (Figura 1) (18).

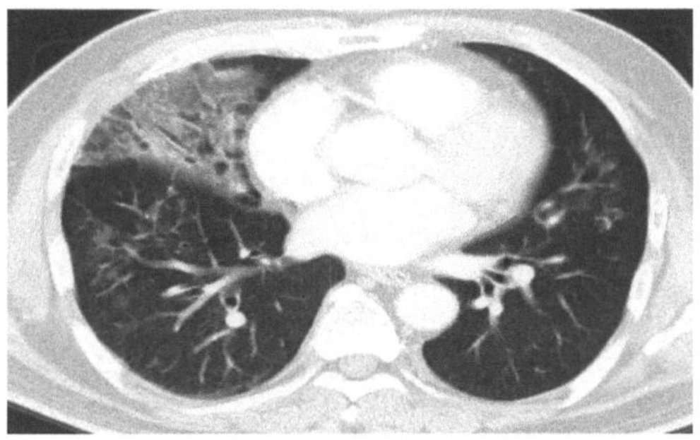

Figura 1: Pavimentação louca no lóbulo médio (18)

O LED pode apresentar-se como um nódulo pulmonar, o que o coloca no diagnóstico diferencial do cancro do pulmão (Figura 2) (19, 20)..

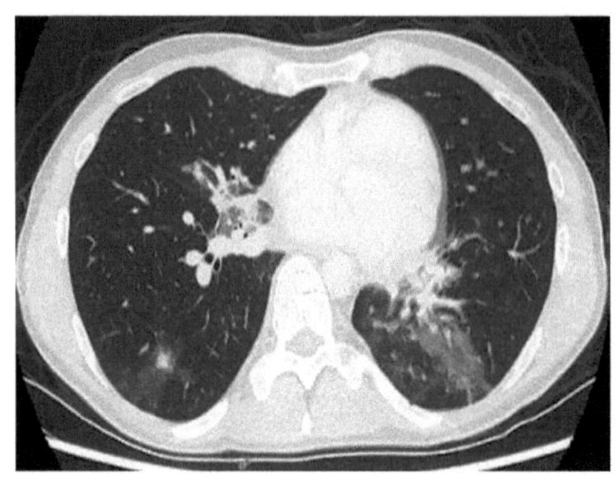

Figura 2: Nódulo rodeado por uma opacidade em vidro fosco no lobo inferior direito e consolidação no lobo inferior esquerdo (20)

A lesão mais caraterística do LED é a presença de áreas com um valor de atenuação da gordura negativo, entre -30 UH e -150 UH, medido ao nível das consolidações ou nódulos, com ou sem uma reação fibrosa periférica (2).

Mesa VAspectos escanográficos do PLE

	Vidro fosco	Condensação parenquimatosa	Pavimentação louca	Nódulo	Adenopatia
Cozzi et al (2)	100%	80%	60%	20%	50%
Samhouri et al (12)	82,35%	64,7%	26,47%	61,76%	8,82%
Marchiori et al (21)	37,7%	86,6%	20,7%	22,6%	0%

Podem ser observadas outras anomalias radiológicas, incluindo pneumatoceles (Figuras 3 e 4), nódulos ou abcessos escavados (Figuras 5 e 6), pneumomediastino, pneumotórax e derrames pleurais (1, 13).

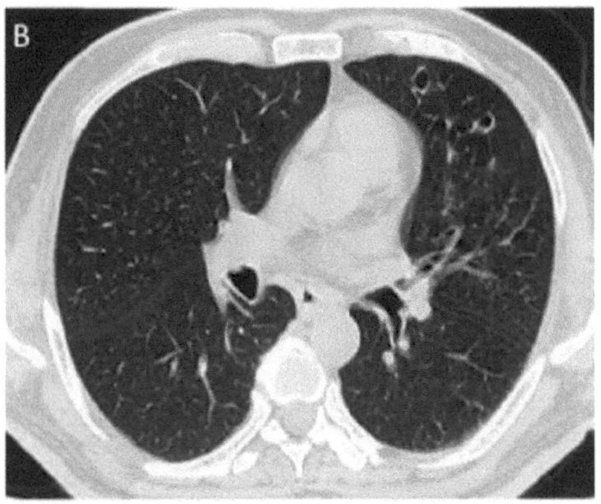

Figura 3: Pneumatoceles do lobo superior esquerdo (1)

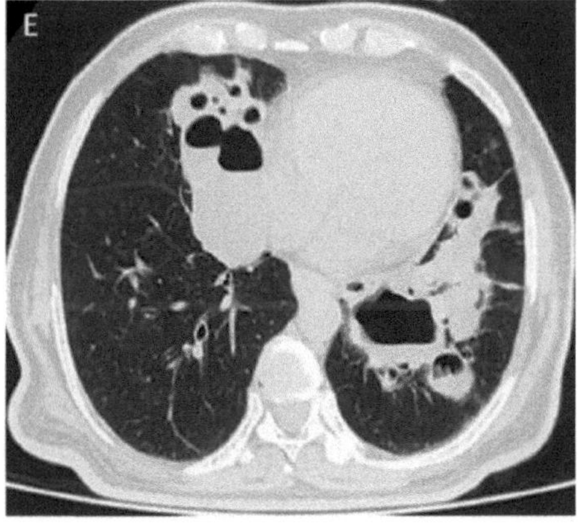

Figura 4: Condensações bilaterais com pneumatoceles contendo níveis hidroaeróbios (1)

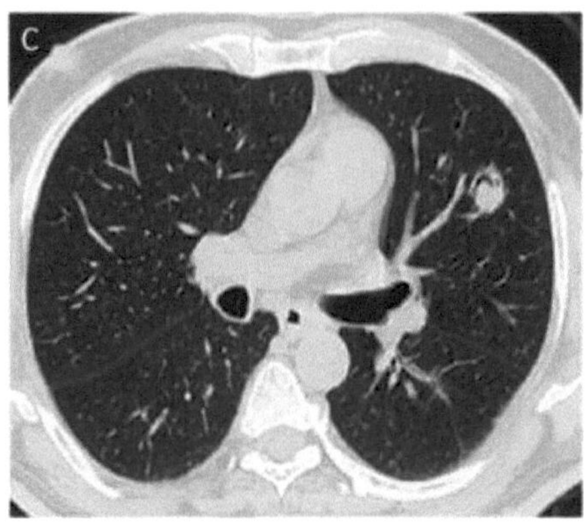

Figura 5: Nódulo escavado no lobo superior esquerdo (1)

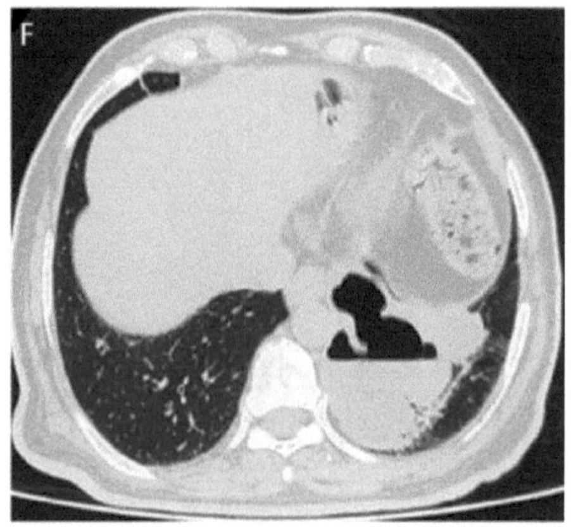

Figura 6: Cavidade com abcesso no lobo inferior esquerdo (1)

O sinal do angiograma pode ser encontrado e consiste num realce da arquitetura vascular normal no interior de uma condensação parenquimatosa numa tomografia computadorizada realizada com injeção de meio de contraste. Este sinal é inespecífico para o LED (22).

A topografia destas lesões é um critério de diagnóstico fundamental, uma vez que a doença predomina claramente nas regiões declinais (lobos inferiores, lobo médio, língula) (23)..

De acordo com uma revisão da literatura efectuada por Guo et al, é mais provável que a ELP ocorra nos lobos médio e inferior bilateralmente (24).

A distribuição é essencialmente peribroncovascular (3).

Meios de confirmação do diagnóstico

4. Meios de confirmação do diagnóstico de ELP (Quadro VI)

O teste de eleição para confirmar o diagnóstico é o lavado bronquíolo-alveolar (BAL) com biopsias (7). O BAL pode revelar um líquido turvo ou esbranquiçado com gotículas de gordura visíveis a olho nu na superfície. A biópsia transparietal por TAC pode ser diagnóstica e, nalguns casos, pode ser necessária uma biópsia cirúrgica (Figura 7) (20, 25).

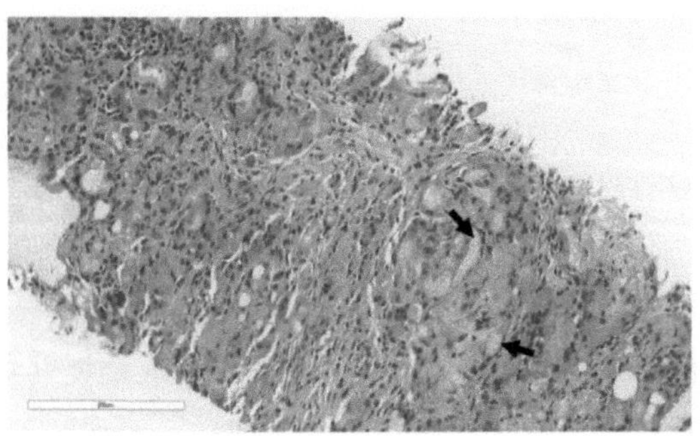

Figura 7: Biópsia pulmonar mostrando uma substância acelular amorfa com uma reação de células gigantes a um corpo estranho (20).

As amostras histológicas não podem ser conservadas em parafina, uma vez que os lípidos são dissolvidos pelo xilol e outras substâncias utilizadas durante o processamento (5). As diferentes características dos óleos podem ser detectadas através de reacções histoquímicas com Sudan IV e coloração com Oil red O (26).

O Oil Red O (Solvent Red 27 ou Sudan Red 5B) é um corante diazóico lisocrómico (lipossolúvel) utilizado para a coloração de triglicéridos e lípidos neutros em secções de tecido congeladas ou lâminas citológicas não fixadas (secas ao ar) (esfregaços e/ou preparações tácteis) (27). A coloração com Oil Red O é utilizada para identificar macrófagos carregados de lípidos (28). Os macrófagos Oil Red O-positivos são numerosos nos casos de pneumonia lipídica (Figura 8).

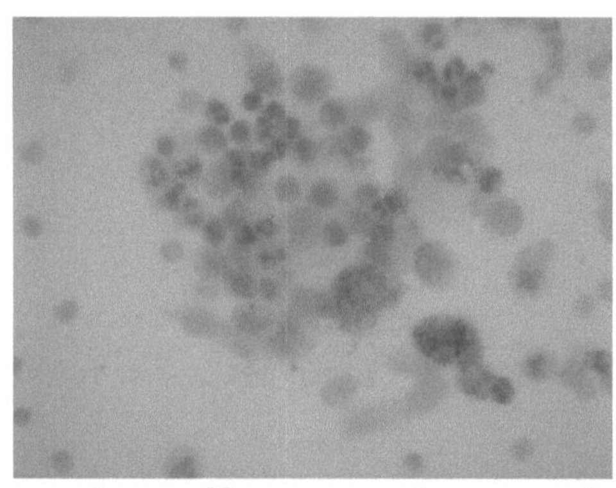

**Figura 8: Presença de macrófagos carregados com vacúolos lipídicos
(coloração: Oil red O x 400)**

O LED pode ser descoberto post mortem numa série de casos relatados por
Rana et al. (26).

Tabela VI Diferentes meios de confirmação nos ELP

	LBA	Biópsia brônquica	Biópsia transparietal	Biópsia cirúrgica	Autópsia
Gondouin et al (9)	68,18%	15,9%	2,27%	13,63%	0%
Samhouri et al (12)	8,82%	44,11%	8,82%	17,64%	0%
Marchiori et al (21)	77,35%	0%	0%	16,98%	5,66%

Avaliação etiológica

5. Etiologias e factores contribuintes

A substância mais frequentemente inalada pelos doentes foi o óleo mineral (29). Este pode inibir o reflexo da tosse e a motilidade ciliar, facilitando assim a inalação (16).

Entre os óleos minerais mais incriminados contam-se os laxantes à base de óleo para o tratamento da obstipação (óleo de parafina) (30), os descongestionantes nasais para doenças crónicas da nasofaringe (11), o vaping (31), as cápsulas de óleo de peixe (32), óleo para os pulmões (33).

Os óleos vegetais também foram descritos como responsáveis pela ELP, como a extração de óleo; isto implica colocar uma colher de sopa de óleo (óleo de coco, de sésamo ou de girassol) na boca e bochechar durante cerca de 20 minutos de manhã (34). Os óleos animais também são incriminados, mas com menos frequência, provocando uma inflamação e uma fibrose intensas em função do teor de ácidos gordos livres (35).

Por vezes, foi identificada mais do que uma substância. A maioria dos doentes consumia a(s) substância(s) em causa há anos ou mesmo décadas (Quadro VII) (12).

Tabela VII Outras substâncias que podem causar ELP, segundo a literatura

- Inseticida (isoparafina) (36)
- Inalação de parafina vaporizada de velas (37)
- Inalação de herbicida (38)
- Utilização de batom ou bálsamo labial (39)
- Vaselina utilizada no tratamento de doentes com traqueotomia (40)
- Exposição profissional a óleos de motor (22)
- Exposição a aerossóis de solventes (41)
- Fumar produtos de base lipídica com medicamentos como técnica de conservação (42)
- Alimentação de lactentes com gorduras animais (manteiga clarificada na Arábia Saudita) (43)
- Utilizar o Vicks VapoRub® (44)
- Consumo de leite (15)

A deglutição deficiente devido a anomalias anatómicas ou funcionais da faringe e do esófago (hérnia hiatal, refluxo gastro-esofágico, megaesófago, divertículo de Zenker, acalasia) pode ser um fator que favorece a aspiração, tal como as doenças neuromusculares que afectam a motilidade faríngea ou o reflexo da tosse, as perturbações psiquiátricas e os episódios de perda de consciência (5, 13).

Diagnóstico diferencial

6. Diagnóstico diferencial

6.1. Hamartomas

Os hamartomas são os tumores benignos mais comuns do pulmão. Aparecem como lesões contendo gordura na tomografia computorizada, por vezes com calcificações no seu interior. A sua topografia é geralmente periférica (Figura 9) (45).

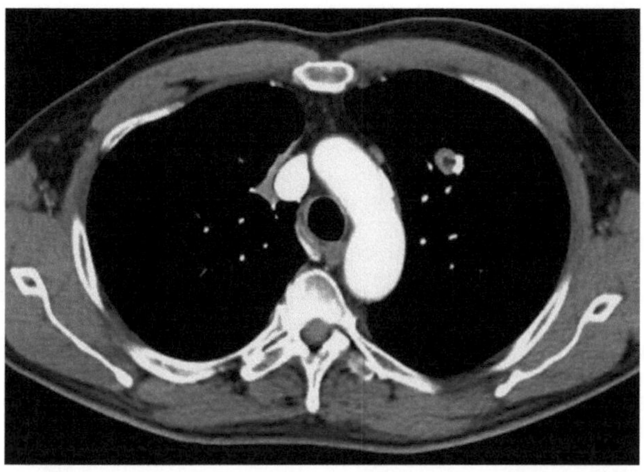

Figura 9: Hamartocondroma sob a forma de um nódulo no lobo superior esquerdo, mostrando calcificação periférica e um componente adiposo central (45)

6.2. Lipomas

Os lipomas são lesões bem diferenciadas, na maioria das vezes periféricas, com atenuação homogénea da gordura na TC (45).. São frequentemente diagnosticados por radiologia.

6.3. Pneumonite lipídica endógena

A pneumonite lipídica endógena é rara. Os lípidos acumulam-se nos alvéolos devido a uma obstrução a montante (carcinoma, bronquiolite obliterante, necrose do tecido pulmonar após radioterapia ou quimioterapia), a uma infeção/doença pulmonar crónica ou a uma doença de armazenamento de lípidos (46).

6.4. Carcinoma broncoalveolar

Os aspectos escanográficos do ELP podem ser observados nos carcinomas broncopulmonares (nódulo, condensações, vidro despolido, pavimentação em mosaico, etc.), razão pela qual o exame anatomopatológico é tão importante (47).

6.5. Proteinases alveolares pulmonares

Trata-se de uma doença rara caracterizada pela acumulação de componentes do surfactante no alvéolo, o que interfere com as trocas gasosas.

O diagnóstico é efectuado através de uma TAC torácica na presença de um aspeto de pavimentação maluca, tal como o LED (Figura 10). O diagnóstico baseia-se na presença de material lipoproteico PAS-positivo no BAL em proteinose alveolar pulmonar (48).

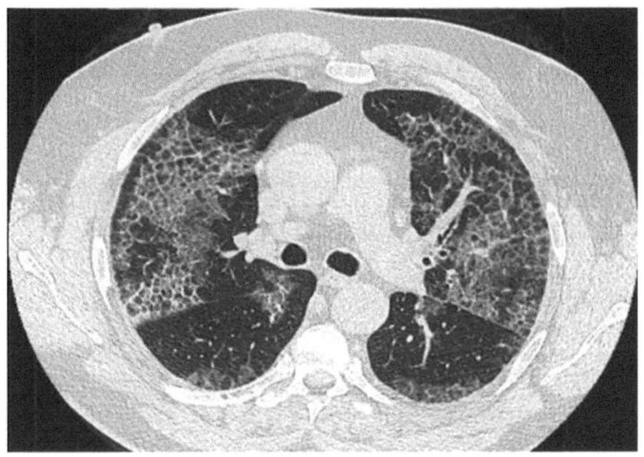

Figura 10: Aspeto de pavimentação difusa em pavimento de mosaico na proteinose alveolar pulmonar (48)

6.6. Pneumonite infecciosa

Na maioria das vezes, os doentes são tratados como pneumonia infecciosa adquirida na comunidade e só se considera outro diagnóstico quando o doente não responde aos antibióticos devido ao quadro clínico e radiológico semelhante (13).

6.7. Outros

A pavimentação em mosaico na TC pode ser observada na pneumonia eosinofílica aguda ou crónica, nas infecções (pneumonia por Pneumocystis ou Citomegalovírus), na pneumonia organizada e na pneumonia de hipersensibilidade (2).

Tratamento

7. Tratamento

O tratamento da pneumonia lipídica exógena é muito controverso, não está bem estudado e a literatura publicada contém apenas relatos de casos.

7.1. Parar a exposição

O facto de se evitar o produto agressor leva a uma melhoria ou mesmo a uma regressão completa das lesões em poucos meses. Isto depende da extensão e do estado das lesões (10).

Samhouri et al mostraram uma deterioração clínica e radiológica apesar da interrupção da exposição, porque a interrupção da exposição não remove o material previamente aspirado que inicialmente provocou uma reação inflamatória do tipo corpo estranho (12).

7.2. Terapia com corticosteróides

A terapêutica com corticosteróides tem sido considerada eficaz em alguns casos (41, 49, 50). O efeito dos corticosteróides é atenuar a resposta inflamatória do organismo ao material aspirado.

No entanto, os corticosteróides nem sempre estão indicados e só devem ser utilizados se a lesão pulmonar for grave (13).

No entanto, o regime de tratamento, incluindo o composto, a dose e a duração, não está codificado e a decisão depende da equipa.

O regime de tratamento, incluindo o tipo, a dose e a duração da terapêutica com corticosteróides, não foi codificado e a decisão depende da equipa.

7.3. Lavagem bronquioloalveolar terapêutica

Dependendo do estado do doente, pode ser efectuada uma lavagem broncoalveolar segmentar ou uma lavagem de todo o pulmão.

O principal mecanismo subjacente aos efeitos terapêuticos da lavagem pulmonar poderá ser a sua capacidade de eliminar as substâncias aspiradas, os factores inflamatórios causados pelas respostas imunitárias do organismo e os surfactantes, que podem interferir com as trocas gasosas normais e desencadear um processo de fibrose pulmonar (29).

Numa revisão da literatura que incluiu 90 doentes tratados com lavagem broncoalveolar (isoladamente ou em combinação com outro tratamento), 87 doentes apresentaram melhoria clínica e 3 casos de morte intra-hospitalar (29).

7.4. Tratamento do fator contribuinte

A interrupção da substância oleosa pode nem sempre ser eficaz em doentes que são frequentemente muito dependentes do seu tratamento. Se for esse o caso, o tratamento de um fator contribuinte, como a terapia anti-refluxo, pode pelo menos limitar a inalação da substância oleosa.

7.5. Cirurgia

A cirurgia tem pouco lugar no tratamento da pneumonia lipídica. É frequentemente indicada para o diagnóstico e pode envolver segmentectomia, lobectomia ou ressecção em cunha.

No entanto, o diagnóstico pode ser confirmado sem recurso a procedimentos invasivos através de um bom conhecimento das causas e manifestações desta condição, quando a história, a exposição, os achados clínicos, radiológicos e citológicos são concordantes (51).

Conclusão

As pneumonias lipídicas exógenas resultam da penetração, geralmente por inalação, de substâncias oleosas no parênquima pulmonar, que se acumulam nos alvéolos e no interstício pulmonar, livres ou incorporadas em macrófagos, e provocam reacções tecidulares variáveis em função dos lípidos envolvidos.

O objetivo deste estudo é examinar as apresentações clínico-radiológicas da pneumonia lipídica e definir as estratégias diagnósticas e terapêuticas.

A pneumonia lipídica exógena é uma entidade nosológica rara. Trata-se de uma doença dos adultos, cuja frequência aumenta com a idade.

A pneumonia lipídica exógena (PEL) pode ser aguda ou crónica. A PEL aguda ocorre quando é aspirada uma grande quantidade de substância lipídica, enquanto a pneumonia lipídica exógena crónica ocorre após episódios repetidos de aspiração ou inalação de lípidos durante um período prolongado.

Na maioria dos casos, as lesões permanecem estáveis ou agravam-se lentamente, conduzindo a uma função ventilatória deficiente.

Este estudo realça o diagnóstico tardio e difícil do LED, devido a uma apresentação clínico-radiológica que é por vezes enganadora na ausência de exposição.

Uma história completa que inclua possíveis exposições, incluindo a inalação ou aspiração de substâncias oleosas, ajuda a fazer o diagnóstico de pneumonia lipoídica exógena.

O tratamento continua a não estar coordenado. No entanto, evitar a exposição, se esta ocorrer precocemente, é um tratamento eficaz que pode levar à regressão ou à estabilidade das lesões. O tratamento com antibióticos das superinfecções bacterianas pode proporcionar um alívio temporário dos sintomas.

Este facto sublinha a importância de um melhor conhecimento e prevenção para reduzir a incidência desta doença e o seu impacto na função respiratória.

Referências

Referências

1. Goenka U, Jajodia S, Jash D, Ghosh S, Bandyopadhyay S. Pneumonia lipoide exógena aguda: apresentação incomum como doença pulmonar cavitante com pneumotórax. Respir Med Case Rep. 2022;36:101593.

2. Cozzi D, Bindi A, Cavigli E, Grosso AM, Luvarà S, Morelli N, et al. Pneumonia lipoide exógena: quando o radiologista faz a diferença. Radiol med. 2021;126(1):22-8.

3. Betancourt SL, Martinez-Jimenez S, Rossi SE, Truong MT, Carrillo J, Erasmus JJ. Lipoid Pneumonia: Spectrum of Clinical and Radiologic Manifestations (Pneumonia lipoide: espetro de manifestações clínicas e radiológicas). American Journal of Roentgenology. 2010;194(1):103-9.

4. Rea G, Perna F, Calabrese G, Molino A, Valente T, Vatrella A. Pneumonia lipoídica exógena (PEL): quando o radiologista faz a diferença. Transl Med UniSa. 2016;14:64-8.

5. Marchiori E, Zanetti G, Mano CM, Hochhegger B. Pneumonia lipoídica exógena. Manifestações clínicas e radiológicas. Respiratory Medicine. 2011;105(5):659-66.

6. Kuroyama M, Kagawa H, Kitada S, et al. Pneumonia lipoídica exógena causada por extração repetida de óleo de sésamo: relato de dois casos. BMC Pulm Med 2015; 15:135

7. Acharya V, Dsouza NV, Sreeram S, Rai SPV, Achappa B. Shine like gold and sparkle like glitter: Três casos de pneumonia lipoídica. Relatórios de casos de medicina respiratória. 2021;33:101380.

8. Aliaga F, Chernilo S, Fernández C, Valenzuela H, Rodríguez JC, Aliaga F, et al. Pneumonia lipoídica exógena. Relato de três casos. Revista médica de Chile. 2017;145(11):1495-9.

9. Gondouin A, Manzoni Ph, Ranfaing E, Brun J, Cadranel J, Sadoun D, et al. Exogenous lipid pneumonia: a retrospective multicentre study of 44 cases in France. European Respiratory Journal. 1996;9(7):1463-9.

10. Han C, Liu L, Du S, Mei J, Huang L, Chen M, et al. Investigação de pneumonia lipoide crónica rara associada à exposição profissional a aerossol de parafina. J Occup Health. 30 Sep 2016;58(5):482-8.

11. Osman GA, Ricci A, Terzo F, Falasca C, Giovagnoli MR, Bruno P, et al. Pneumonia lipoide exógena induzida por descongestionante nasal. Clin Respir J. 2018;12(2):524-31.

12. Samhouri BF, Tandon YK, Hartman TE, Harada Y, Sekiguchi H, Yi ES, et al. Presenting Clinicoradiologic Features, Causes, and Clinical Course of Exogenous Lipoid Pneumonia in Adults. Chest. 2021;160(2):624-32.

13. Hadda V, Khilnani GC. Pneumonia lipoídica: uma visão geral. Expert Review of Respiratory Medicine. 2010; 4(6):799-807.

14. Doubková M, Doubek M, Moulis M, SkřiĹková J. Pneumonia lipoídica exógena causada pelo uso inadequado crónico de óleo corporal de bebé em doente adulto. Revista Portuguesa de Pneumologia. 2013;19(5):233-6.

15. Nakashima S, Ishimatsu Y, Hara S, Kitaichi M, Kohno S. Exogenous Lipoid Pneumonia Successfully Treated With Bronchoscopic Segmental Lavage Therapy (Pneumonia lipoide exógena tratada com sucesso com terapia de lavagem segmentar broncoscópica). Respir Care. 2015;60(1):e1-5.

16. Ohwada A, Yoshioka Y, Shimanuki Y, Mitani K, Kumasaka T, Dambara T, et al. Exogenous Lipoid Pneumonia Following Ingestion of Liquid Paraffin. Intern Med. 2002;41(6):483-6.

17. O verre depoli: suas variantes e seu significado. Jornal de Radiologia. 2009;90(10):1441-2.

18. Choi HK, Park CM, Goo JM, Lee HJ. Proteinose alveolar pulmonar versus pneumonia lipoídica exógena com padrão de pavimentação em mosaico: comparação das suas características clínicas e achados de TC de alta resolução. Ata Radiol. 2010;51(4):407-12.

19. Harris K, Chalhoub M, Maroun R, Abi-Fadel F, Zhao F. Lipoid pneumonia: A challenging diagnosis. Heart & Lung. 2011; 40(6):580-4.

20. Yeung SHM, Rotin LE, Singh K, Wu R, Stanbrook MB. Pneumonia lipoídica exógena associada a produtos à base de óleo por via oral e intranasal. CMAJ. 2021 Dez 13;193(49):E1897-E1900. F

21. 0Marchiori E, Zanetti G, Mano CM, Irion KL, Daltro PA, Hochhegger B. Lipoid Pneumonia in 53 Patients After Aspiration of Mineral Oil: Comparison of High-Resolution Computed Tomography Findings in Adults and Children. Jornal de Tomografia Assistida por Computador. 2010;34(1):9-12.

22. Chauveau R, Médart L, Ghaye B. Pneumonia lipídica endógena: um diagnóstico simples? Rev Med Liege. 2005; 60(10): 799-804

23. Ukkola-Pons E, Weber-Donat G, Teriitehau C, Calcina P, Baccialone J, Vaylet F, et al. Imagiologia da pneumonite oleosa. Feuillets de Radiologie. 2010;50(1):3-9.

24. Guo M, Liu J, Jiang B. Pneumonia lipídica exógena em idosos causada por aspiração: dois relatos de casos e revisão da literatura. Respir Med Case Rep. 2019;27:100850.

25. Khilnani G, Hadda V. Pneumonia lipoídica: uma entidade pouco comum. Indian J Med Sci. 2009;63(10):474.

26. Rana D, Kaushik N, Sadhu S, Kalra R, Sen R. Pneumonia Lipoide Idiopática: Um achado incidental em amostra de autópsia. Relatório de caso de autópsias. 2020; 10 (1): e2020143

27. Wang Y, Goulart RA, Pantanowitz L. Oil red O staining in cytopathology. Diagnostic Cytopathology. 2011;39(4):272-3.

28. Basset-Léobon C, Lacoste-Collin L, Aziza J, Bes JC, Jozan S, Courtade-Saïdi M. Cut-off values and significance of Oil Red O-positive cells in bronchoalveolar lavage fluid. Cytopathology. 2010;21(4):245-50.

29. Shang L, Gu X, Du S, Wang Y, Cao B, Wang C, et al. A eficácia e segurança da lavagem pulmonar terapêutica para a pneumonia lipoide exógena: Uma revisão sistemática. Clin Respir J. 2021;15(2):134-46.

30. Jeelani HM, Sheikh MM, Sheikh B, Mahboob H, Bharat A. Pneumonia lipoide exógena complicada por aspiração de óleo mineral em um paciente com constipação crônica: um relato de caso e revisão. Cureus. 2020;12(7):e9294

31. Maddock SD, Cirulis MM, Callahan SJ, Keenan LM, Pirozzi CS, Raman SM, et al. Macrófagos carregados de lípidos pulmonares e Vaping. N Engl J Med. 2019;381(15):1488-9.

32. Nielsen MH, Madsen LB, Bendstrup E. Pneumonia lipoide exógena devido a aspiração silenciosa após cirurgia e radioterapia para cancro da língua. Respir Med Case Rep. 2022;40:101767.

33. Pielaszkiewicz-Wydra M, Homola-Piekarska B, Szcześniak E, Ciołek-Zdun M, Fall A. Pneumonia lipoide exógena - um relato de caso de um comedor de fogo. Pol J Radiol. 2012;77(4):60-4.

34. Wong CF, Yan SW, Wong WM, Ho RSL. Pneumonia lipoide exógena associada à extração de óleo: relato de dois casos. Monaldi Arch Chest Dis. 2018;88(3):922.

35. Rajagopala S, Selvam N. Uma causa incomum de dificuldade respiratória. J Postgrad Med. 2019;65(1):38-40.

36. Ishimatsu K, Kamitani T, Matsuo Y, Hatakenaka M, Sunami S, Jinnouchi M, et al. Pneumonia lipoide exógena induzida por aspiração de inseticida. Journal of Thoracic Imaging. 2012;27(1):W18-20.

37. Katsumi H, Tominaga M, Tajiri M, Shimizu S, Sakazaki Y, Kinoshita T, et al. Um caso de pneumonia lipoide causada pela inalação de parafina vaporizada de velas acesas. Relatórios de casos de medicina respiratória. 2016;19:166-8.

38. Hotta T, Tsubata Y, Okimoto T, Hoshino T, Hamaguchi S, Isobe T. Pneumonia lipoide exógena causada por inalação de herbicida. Respirology Case Reports. 2016;4(5):e00172.

39. Wangüemert Pérez AL. Neumonía lipoidea exógena secundario a uso de vaselina labial. Archivos de Bronconeumología. 2021;57(4):298.

40. García Latorre R, Rodríguez Díaz R, Barrios Barreto D, Ayala Carbonero A, García Gómez-Muriel MI, Gorospe Sarasúa L. Hallazgos radiológicos de la pneumonía lipoidea exógena en pacientes laringectomizados. Archivos de Bronconeumología. 2015;51(7):e36-9.

41. Park S, Park JE, Lee J. Um caso de pneumonia lipoídica associada à exposição ocupacional a solventes num trabalhador de limpeza a seco. Relatórios de casos de respirologia. 2021;9(6):e00762.

42. Gurell MN, Kottmann RM, Xu H, Sime PJ. Exogenous Lipoid Pneumonia: An Unexpected Complication of Substance Abuse (Pneumonia lipoide exógena: uma complicação inesperada do abuso de substâncias). Ann Intern Med. 2008;149(5):364.

43. AlShamrani AS, Alzaid MA, Fadl SM, AlFaki MA. Um caso de pneumonia lipoide exógena infantil com uma complicação incomum gerenciada por lavagem pulmonar completa modificada. Sudan J Paediatr. 2021;21(1):82-8.

44. Cherrez Ojeda I, Calderon JC, Guevara J, Cabrera D, Calero E, Cherrez A. Pneumonia lipídica exógena relacionada com a utilização prolongada de Vicks VapoRub® por um doente adulto: relato de um caso. BMC Ear Nose Throat Disord. 2016;16(1):11.

45. Gaerte SC, Meyer CA, Winer-Muram HT, Tarver RD, Conces DJ. Fat-containing Lesions of the Chest (Lesões do tórax que contêm gordura). RadioGraphics. 2002;22(suppl_1):S61-78.

46. Gorra Al Nafouri M, Azar M, sbainy N, Al-bardan H. Pneumonia lipídica endógena idiopática: relato de caso de um jovem sírio. Respir Med Case Rep. 2021;35:101547.

47. Da Costa FM, Cerezoli MT, Medeiros AK, Magalhães MAF, Castro SN. Pequenas amostras, grandes problemas: pneumonia lipoídica mimetizando adenocarcinoma de pulmão. J Bras Pneumol. 49(3):e20230147.

48. Jouneau S, Kerjouan M, Briens E, Lenormand JP, Meunier C, Letheulle J, et al. Pulmonary alveolar proteinosis. Revue des Maladies Respiratoires. 2014;31(10):975-91.

49. Alzghoul BN, Innabi A, Mukhtar F, Jantz MA. Resolução rápida de pneumonia lipoide aguda induzida por vaporização grave após tratamento com corticosteróides. Am J Respir Crit Care Med. 2020;202(2):e32-3.

50. Lococo F, Cesario A, Porziella V, Mulè A, Petrone G, Margaritora S, et al. Pneumonia lipoide idiopática tratada com sucesso com prednisolona. Heart & Lung. 2012;41(2):184-7.

51. Chardin D, Nivaggioni G, Viau P, Butori C, Padovani B, Grangeaon C, et al. Resultados falsos positivos da 18FDG PET-CT devido a pneumonia lipoide exógena secundária à inalação de drogas oleosas. Medicine (Baltimore). 2017;96(22):e6889.

ÍNDICE

Introdução 1

Etiopatogenia 3

Estudo clínico 6

Imagiologia torácica 9

Meios de confirmação do diagnóstico 16

Avaliação etiológica 19

Diagnóstico diferencial 22

Tratamento 26

Conclusão 29

More
Books!

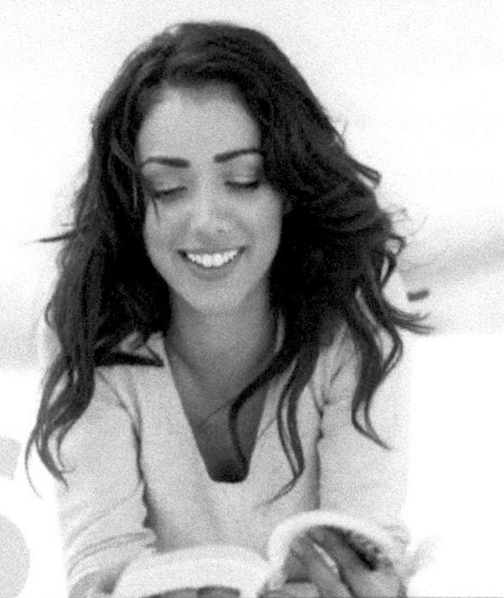

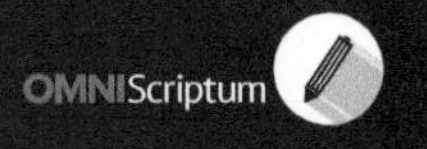

info@omniscriptum.com
www.omniscriptum.com
OMNIScriptum

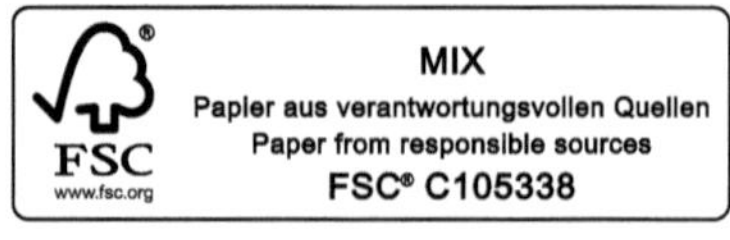

Printed by Books on Demand GmbH, Norderstedt / Germany